DE LA

CHEILOPLASTIE

PAR LE PROCÉDÉ DU

PONT SUS-HYOÏDIEN

AVEC ILOT MENTONNIER D'ARRÊT

POUR LA

RESTAURATION DES GRANDES PERTES DE SUBSTANCE DE LA LÈVRE INFÉRIEURE

PAR LE

Dr PAUL LAVIS.

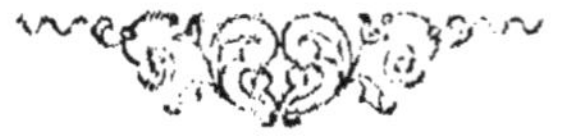

LYON

IMPRIMERIE DU SALUT PUBLIC

Bellon, rue de la République, 33

1885

DE LA CHEILOPLASTIE

PAR LE PROCÉDÉ DU

PONT SUS-HYOÏDIEN

DE LA CHEILOPLASTIE

PAR LE PROCÉDÉ DU

PONT SUS-HYOÏDIEN

DE LA

CHEILOPLASTIE

PAR LE PROCÉDÉ DU

PONT SUS-HYOÏDIEN

AVEC ILOT MENTONNIER D'ARRÊT

POUR LA

RESTAURATION DES GRANDES PERTES DE SUBSTANCE DE LA LÈVRE INFÉRIEURE

PAR LE

Dr Paul LAVIS.

LYON

IMPRIMERIE DU SALUT PUBLIC

Bellon, rue de la République, 33

1885

INTRODUCTION — PLAN

Depuis l'antiquité, la restauration des lèvres a subi des fortunes diverses. Totalement oubliée et délaissée, après avoir été magistralement décrite par Celse, elle ne revécut qu'au xvi° siècle, quand Tagliacozzi (1597) fit paraître son grand ouvrage sur les autoplasties. Pierre Franco, vers la même époque, (édition de 1561), s'occupa aussi de la question, et lui fit faire un grand pas. Cependant, cette opération, englobée dans la question des autoplasties, fut combattue par de grands esprits chirurgicaux, en première ligne par A. Paré. Il faut dire, pour être juste, que le procédé de Tagliacozzi, qui empruntait un lambeau au bras, était passible de bien des critiques. Quoiqu'il en soit, la cheiloplastie dut être bien rarement pratiquée, jusqu'au moment où Chopart, au siècle dernier, fit connaître son procédé. Un fait était acquis, c'était la possibilité de restaurer la lèvre, et cela sans produire des désordres aussi disgracieux que la lésion elle-même que l'on s'efforçait de corriger. Mais les cas varient à l'infini et, pour ne parler que de la lèvre inférieure, leur grande variété explique la multiplicité des moyens proposés pour sa restauration.

L'absence ou l'insuffisance de la lèvre inférieure peut, en effet, se rencontrer dans quatre conditions différentes : ou bien la lèvre a été détruite par un processus spontané (gangrène consécutive à une fièvre éruptive, etc.), — ou bien son absence est le fait d'un traumatisme, — ou encore des cicatrices de voisinage, par leur tendance incessante à la rétraction ont amené l'insuffisance de l'organe. Enfin, et c'est dans cette catégorie que se trouvent les cas les plus fréquents, l'intervention chirurgicale, destinée à supprimer un néoplasme, le plus souvent primitif sur la lèvre, a forcé à faire la large brèche qu'il s'agit de combler.

Il n'entre, en aucune façon dans le plan de ce travail, d'énumérer les procédés nombreux que la chirurgie autoplastique a mis depuis longtemps en usage. Notre intention est seulement d'indiquer un procédé que nous avons vu employer avec

succès à la clinique de M. le professeur Ollier,
procédé que cet éminent chirurgien met en usage
depuis près de vingt ans, et qui nou a semblé
réunir les conditions d'une bonne opération autoplastique.

Nous ne nous occuperons qu'accessoirement des
procédés qui ont pour but de combler ces petites
pertes de substance qui occupent le bord libre de
la lèvre, ou qui, empiétant sur une partie seulement de sa longueur, laissent, si nous pouvons nous
exprimer ainsi, suffisamment d'étoffe pour qu'un
débridement latéral, ou un lambeau plus ou moins
grand pris sur les côtés, — qu'il soit transversal
ou vertical, peu importe, — permette de combler
le vide. Ce procédé, que M. Ollier appelle *procédé
du pont sus-hyoïdien avec îlot d'arrêt ou de soutien*, s'applique particulièrement à ces vastes brèches qui ne sont justiciables d'aucun de ces procédés, et qui ne peuvent être bouchées qu'au
moyen d'un lambeau considérable, que les joues,
les parties latérales du menton sont insuffisantes
à fournir.

Notre travail se divisera tout naturellement en
deux parties :

Dans la première, nous nous efforcerons de
démontrer la nécessité de prendre le lambeau au

cou, et d'empêcher que la rétraction inodulaire le fasse revenir à la région où il a été emprunté; c'est, en un mot, la partie critique de notre travail.

Dans la seconde partie, purement pratique, nous décrirons le procédé de M. Ollier et nous ferons suivre cette description de quelques observations que nous devons à son obligeance.

Qu'il daigne recevoir ici tous nos remercîments, ainsi que l'expression de la reconnaissance que nous lui devons pour la bienveillante sympathie qu'il nous a toujours témoignée, pendant le cours de nos études médicales, et qu'il nous témoigne encore aujourd'hui en voulant bien accepter la présidence de notre thèse inaugurale.

Que notre excellent ami, le docteur G. Mondan, chef des travaux de chirurgie, dont les conseils bienveillants ne nous ont jamais fait défaut, nous permette de lui adresser ici l'expression de notre vive gratitude.

PREMIÈRE PARTIE

CRITIQUE

SOMMAIRE. — Démonstration de l'insuffisance des lambeaux labiaux, géniaux et mentonniers ; vices des grands lambeaux cervicaux à base externe. — Les grands lambeaux, en forme de pont, sont seuls bien nourris. — Leur tendance à redescendre à leur situation première. — Nécessité de s'opposer à cette descente. — Insuffisance des moyens transitoires. — Il faut un support organique qui ne peut être fourni que par l'îlot mentonnier.

Posons nettement tout d'abord les termes du problème : un malade — le plus souvent un homme — se présenté dans l'état suivant : pour une raison ou pour une autre, que la lésion soit ancienne ou récente, qu'elle se soit produite spontanément ou que l'extirpation d'un epitheliôme ait nécessité l'ablation large de la lèvre, on se trouve en présence d'une vaste perte de substance comprenant la totalité de la lèvre inférieure, d'une commissure à l'autre ; dans le sens vertical, la brèche se prolonge jusqu'au menton, empiète même sur lui et par conséquent le maxillaire inférieur, sain d'ailleurs, est à nu dans une certaine étendue, le sillon labio-gingival n'existe plus, la salive s'écoule, etc., etc. Il s'agit de refaire une lèvre, c'est-à-dire de boucher la perte de substance par un voile, cutané extérieurement, muqueux du côté de la cavité buccale, de rétablir le sillon gingivo-labial, en un mot, de s'opposer aux fâcheuses conséquences de la non oblitération de la bouche. Il faut enfin que ce résultat pratique ne soit pas obtenu au prix de mutilations et de cicatrices trop apparentes et que, c'est là le point important, il soit durable. Où prendre le lambeau cutané, où prendre la muqueuse : telles sont les deux questions à résoudre :

1° LAMBEAU CUTANÉ

On peut le prendre :
A. — Sur la lèvre supérieure ;
B. — Sur la joue ;
C. — Sur le menton et la région sus-hyoïdienne.

A. — *Sur la lèvre supérieure.* — Trouver un lambeaux suffisamment grand pour remplir les conditions sus-énoncées, sur la lèvre supérieure, est absolument impossible ; aussi n'y pouvait-on songer, et si pareille opération a été tentée (Stein, puis Sédillot (1), c'est qu'on n'avait à restaurer qu'une partie de la lèvre et non sa totalité.

(1) Sédillot. — Académie des sciences, 14 avril 1856.

B. — *Sur la joue.* — Ici l'étoffe est plus abondante : la joue est mobile dans une certaine mesure et se prête assez bien aux déplacements. Aussi les procédés dans lesquels on s'en est servi sont-ils nombreux (Bruns, Camille Bernard, Sédillot, Malgaigne, etc.). Il faut croire cependant que les facilités ne sont pas si grandes qu'on pourrait le penser *à priori*, puisque la direction des incisions a si souvent varié. Les uns ont pris des lambeaux verticaux, de chaque côté des commissures (Sédillot, Bruns), d'autres ont mis leurs bases en haut (Sédillot), d'autres en bas (Bruns), d'autres enfin à la partie externe (Trélat, Malgaigne), etc., etc. Or, si nous nous demandons la raison de ces nombreux procédés, il est facile de s'en rendre compte : Outre que les cas ne se ressemblent pas et que la forme de la perte de substance peut entraîner le chirurgien à modifier de telle ou telle façon son plan opératoire, on peut affirmer que les lambeaux pris sur les joues, bien que présentant un avantage qu'on ne trouve que là, — nous voulons parler de leur doublure muqueuse, — sont le plus souvent insuffisants pour les cas que nous avons en vue.

La longueur moyenne de la bouche étant de 55 à 60ᵐᵐ, il faut, en somme, trouver de chaque côté, en tenant compte de la rétraction inévitable, des lambeaux de 30 à 35ᵐᵐ de longueur au moins, et malgré les incisions libératrices qui permettent un rapprochement plus facile de leurs extrémités, il est à peu près impossible de reformer une lèvre qui ne soit pas tiraillée et par conséquent exposée, à la réunion in-

complète ou à la gangrène. De plus, nous ne parlons
là que de la longueur transversale ; et la hauteur ?
refaire une lèvre suffisamment haute, refaire une
partie du menton, de façon à avoir un sillon gingivo-
labial suffisant et une obturation complète de la bouche, exige des lambeaux considérables, à larges bases
qui se prêteront fort mal à la torsion plus ou moins
complète que réclame leur déplacement. Aussi affir-
mons-nous que les procédés qui consistent à prendre
deux lambeaux sur les joues, qu'on viendra ensuite
suturer sur la ligne médiane ont, à n'en pas douter,
leur application quand la perte de substance n'occupe
qu'une partie de la hauteur verticale de la lèvre, que
le sillon gingivo-labial est conservé et quand les lambeaux ne réclament pas un déplacement de plus de
2 cent. en moyenne, dans le sens transversal. Mais
s'il s'agit de grandes pertes de substance, si le menton est plus ou moins entamé, nous serons forcé de
reconnaître leur insuffisance.

C. *Sur le menton et la région sus-hyoïdienne.* — C'est
cette insuffisance qui a poussé à chercher des lambeaux sur le menton et au cou : là, la peau, facilement disséquable, souple, mobile, se prête aux déplacements, les cicatrices sont peu visibles et une plaie,
si vaste soit-elle, se réunira toujours par granulations.
Aussi nombreux au moins sont cependant les procédés,
que pour les lambeaux pris sur les joues : nous devons donc nous demander la raison de cette multiplicité.

Faites un V très allongé, fendez les commissures parallèlement à l'axe buccal, réunissez les deux branches du V, comme le faisait Celse, vous aurez sans doute un bord continu, mais la lèvre sera toujours insuffisante en hauteur.

A ces incisions ajoutez en deux nouvelles parallèles aux branches du V et commençant en haut au niveau du débridement des commissures pour se terminer en bas dans la région sus-hyoïdienne, (Dieffenbach), vous aurez deux lambeaux à base inférieure que vous pourrez élever sans doute ; mais la tendance incessante des lambeaux disséqués, sera de reprendre leur place et si vous avez un résultat immédiat satisfaisant, ne comptez nullement sur le résultat final ; il sera détestable.

Disséquez la peau du menton ; détachez là de ses adhérences au maxillaire, vous aurez, comme Roux (de St-Maximin) une vaste poche à sinus inférieur ; compterez vous alors sur la stabilité de votre lambeau parce que vous l'aurez fixé, en l'élevant, aux extrémités, de la lèvre supérieure? en aucune façon ; ce lambeau descendra toujours, reviendra à son ancienne place, et vous n'aurez au bout de peu de temps qu'une lèvre tout à fait insuffisante.

L'ingénieuse idée de M. le Pr Desgranges, n'a pas non plus, dans les vastes pertes de substance, son application. Nous ferions bon marché des objections soulevées contre le procédé de ce chirurgien, et il suffirait pour cela de se rappeler les nombreux exemples que nous avons eu sous les yeux à sa clinique ;

mais nous ne croyons pas qu'un procédé par glissement, comme le sien, réponde au désiderata des cas que nous envisageons.

Parlons des procédés à tiroir, de celui de Chopart : inutile de le décrire ; il est bien connu, mais généralement abandonné. Les mêmes objections se présentent : en effet, il donne un résultat immédiat, bon, sans doute, tant que le malade a la tête inclinée vers la poitrine, c'est-à-dire jusqu'au moment où la réunion est faite ; mais qu'on attende un certain temps, et l'on verra cette lèvre péniblement élevée, plus péniblement maintenue, redescendre, quoi qu'on fasse ; les dents d'abord, puis les gencives, se découvriront successivement, et de toute cette édification laborieuse, rien ne subsistera quelques semaines après. La traction exercée par les attaches normales du lambeau à la peau du cou est plus forte que les adhérences nouvelles qui la fixent au maxillaire et aux parties molles. Tous les chirurgiens qui ont eu l'occasion d'observer des malades opérés de cette façon, ont été frappés de cet abaissement du lambeau. C'est un travail physiologique absolument forcé, contre lequel rien ne peut lutter efficacement.

Les lambeaux se rétractent de leur bord libre vers leur bord adhérent : c'est la loi ; aussi, bien que les lambeaux à base latérale comme celui de Langenbeck (1), modifié par Volkmann (2), ou celui de Tré-

(1) *Archiv fur klinische Chirurgie*, 1871.
(2) Franz Kœnig. *Lehrbuch der speciellen Chirurgie*, 1881.

lat (1), présentent à certains points de vue des avantages, sont-ils, eux aussi, passibles de nombreuses objections.

Dans une thèse récente, M. Imbert (2) a préconisé ce procédé, employé à la clinique de M. le Pr L. Tripier. Il faudrait pour nous convaincre de sa supériorité, d'autres observations que celles présentées par l'auteur. Dans le premier cas, le résultat constaté date de 31 jours ; dans le second, de 19. En bonne vérité, est-il possible de juger, en si peu de temps, la valeur d'une opération autoplatique, à laquelle tous les chirurgiens reconnaissent des difficultés aussi réelles qu'à la cheiloplastie totale ? Nous savons bien que la thèse de M. Imbert est destinée surtout à faire connaître une méthode de restauration, non pas de la lèvre elle-même, mais simplement une méthode de *doublure* ; mais enfin, dans le cours du travail, il est longuement question du procédé allemand qui semble pour M. le Pr L. Tripier un procédé de choix.

Il y a cependant dans le procédé Langenbeck-Volkmann-Trélat une bonne chose : c'est ce que les auteurs allemands appellent l'*éperon de soutien*. Ils taillent en effet un lambeau sus-hyoïdien, à base latérale — quelle que soit d'ailleurs la modification que chacun de ces auteurs ait apporté à sa forme — mais en le taillant, ils ont soin de laisser, entre le bord

(1) Société de chirurgie, 28 février 1877.
(2) Lyon, 1883.

supérieur du lambeau et le bord inférieur de la brèche
à combler, une languette de peau saine, adhérente au
menton, par dessus laquelle ils feront passer leur
lambeau et dont ils sutureront le bord supérieur au
bord inférieur du lambeau transplanté.

Cette partie de peau saine, à situation fixe, non
déplacée, aura l'avantage de remplir un rôle efficace
de soutien et de s'opposer à la descente de la lèvre
nouvelle. Comme on le verra, c'est sur une semblable
idée qu'est basé le procédé ue M. Ollier, idée d'ailleurs absolument physiologique ; nous aurons à en
discuter la valeur dans un instant. Admettons-la et
voyons si vraiment semblable lambeau n'est passible
d'aucune objection et si c'est vraiment là un procédé
de choix.

Oui, sans aucun doute, pour restaurer une moitié ou
les trois quarts d'une lèvre, le lambeau latéral, largement implanté sera bon. Il sera bon surtout s'il n'empiète pas sur la ligne médiane. On pourra lui donner,
cela est certain, la hauteur que l'on voudra, la peau
ne manque pas au cou, elle est mobile, et quoi qu'on
dise, les cicatrices dans la région antérieure du cou,
sont rares : la matière première y est aussi d'excel-
lente qualité. Mais s'il s'agit d'une restauration totale,
on sera dans la nécessité d'empiéter sur la ligne
médiane : on devra par conséquent se servir d'une
peau qui, bien nourrie et bien vascularisée du côté de
la base, le sera très mal du côté du bord libre, puisque les ramifications artérielles y seront coupées : les
anastomoses médianes seront-elles suffisantes pour

assurer la nutrition, il est à la rigueur possible que oui ; mais combien de chances défavorables ! Et puis, supposons que la lèvre vive, la tendance naturelle est, nous l'avons déjà dit, pour tout lambeau, de se rétracter de son bord libre vers son bord adhérent ; il arrivera un moment où la lèvre sera tiraillée par la rétraction, c'est une conséquence physiologique fatale, à laquelle il nous paraît impossible d'échapper.

Ainsi, crainte de mortification dans les grands lambeaux, déformation latérale consécutive, voici les deux motifs pour lesquels il nous semble logique d'abandonner, dans les cas que nous envisageons, le procédé Langenbeck-Volkmann-Trélat, tout en le réservant, au même titre d'ailleurs que beaucoup d'autres, pour les cas de restauration incomplète.

Restent les procédés en pont.. — Oh ! ceux-ci semblent jouir d'une réprobation générale. Mis en usage par Morgan (1), etc, et depuis une vingtaine d'années, par M. Ollier, ils sont condamnés d'une façon péremptoire dans la thèse de M. Bernard (2). Le lambeau, dit-on, est emprunté à une région où la peau n'est pas toujours saine et qui, le plus souvent, est couverte de cicatrices : à ceci nous répondrons que, pour nous, en dehors des cas — rares à la vérité — de suicide avorté, par armes à feu, coups de couteau ou de rasoir, nous ne voyons pas trop les affections qui peuvent laisser des cicatrices sus-hyoïdien-

____

(1) Observation citée dans la thèse de concours de Rigaud, p. 42
(2) Lyon, 1881.

nes ; d'ailleurs, elles existeront tout aussi bien pour les lambeaux de Chopart, de Roux, etc. De plus, la nécessité fréquente d'enlever les ganglions sous-maxillaires engorgés, s'opposerait à la taille du lambeau : raison plus qu'insuffisante ! le contraire serait plus vrai. Enfin, on délaisserait des parties voisines pour emprunter des parties éloignées. Eh ! non, on no les délaisse pas, ces parties voisines, mais reconnaissant leur insuffisance, on prend la peau où on la trouve en abondance et dans de bonnes conditions de vitalité. Négligeons de parler de la difficulté de l'opération.

Ces objections sont présentées d'une façon plus générale dans le travail de M. Imbert. Ce n'est pas là, dit-il, une méthode générale. En outre, il faudra craindre la descente d'un lambeau qui sera constamment attiré au bas par la cicatrice de la plaie sus-hyoïdienne : de plus, la lèvre ainsi formée manquera de doublure muqueuse.

Sans doute, le pont sus-hyoïdien ne peut être une méthode générale applicable à toutes les pertes de substance de la lèvre inférieure ; d'ailleurs, Velpeau d'abord, et après lui les auteurs du *Compendium*, ont fait remarquer que la cheiloplastie ne peut être soumise à aucune règle précise : les règles doivent être modifiées aussi souvent qu'on la pratique. C'est ce qui explique la multiplicité des procédés. D'ailleurs pour échapper à cette objection, nous avons commencé par limiter notre étude aux restaurations totales des grandes pertes de substance. Dans la région sus-hyoïdienne seule, en effet, on trouvera une peau suffisamment abondante pour les combler. Dans les procédés en pont, seulement, ce grand lambeau, nourri par chacune de ses extrémités, sera dans de bonnes conditions de vitalité. Là seulement, on pourra lui donner la hauteur nécessaire, et nous ajouterons que, plus on le fera large, meilleures seront les conditions de sa nutrition.

Quant à la rétraction qui tend à faire reprendre au lambeau sa position première, il faut reconnaître que c'est là le plus grave écueil, auquel, d'ailleurs, ne peuvent échapper que les procédés à suture médiane ; dans ceux-ci, en effet, l'union intime des deux bords internes des lambeaux latéraux, une fois effectuée, s'oppose victorieusement à la rétraction ; ils luttent l'un contre l'autre en sens inverse et le résultat de la lutte est négatif. Il n'en sera plus de même avec un lambeau unique........ mais nous n'entrons pas ici dans cette discussion. Voyons ce qui se passe dans les procédés à pont, puisqu'aussi bien ce sont eux que nous avons à défendre.

Le lambeau, adhérent par ses deux extrémités, subit, pour être élevé à la place de la lèvre absente, un certain degré de torsion à chaque base ; tandis que le bord inférieur est tendu, le bord supérieur, ayant moins de chemin à parcourir, se plisse légèrement ; cette plicature et la tension inférieure, si on a eu la précaution de placer les bases le plus haut possible, au niveau presque de la perte de substance, sont insuffisantes à gêner assez la circulation pour que sa vitalité souffre et qu'il se gangrène. Néanmoins c'est

là, comme en toute autoplastie d'ailleurs, un accident
à redouter. Chez un malade de M. Ollier (en 1878),
opéré à un âge avancé, et en pleine cachexie, pour
un cancroïde qui avait envahi toute la lèvre inférieure,
la commissure gauche et la moitié de la lèvre supérieure, le lambeau, comprimé en outre à sa base par
une très-longue épingle, se grangréna. Peu de jours
après un érysipèle survint et le malade mourut. Il est
probable qu'avec les précautions antiseptiques actuel-
les, une pareille issue ne serait plus à craindre.

Le lambeau une fois mis en place, il faut assurer
sa stabilité : 1° immédiate ; 2° consécutive.

1° Maintenu par un pansement bien fait, il n'y a
guère à craindre qu'il descende, pendant les premiers
jours, et au besoin un ou deux points de suture le
fixeront aux extrémités commissurales avivées de la
lèvre supérieure. La réunion immédiate, tous les
auteurs en conviennent, n'est pas, malgré les conditions, en apparence défavorables, bien difficile à
obtenir en pareil cas, et c'est en somme l'affaire de
trois ou quatre jours au maximum. Ce n'est donc pas
là que gît la véritable difficulté. Elle est toute dans le
maintien de la stabilité consécutive et définitive.

2° Le grand défaut de la plupart des observations,
c'est la hâte qui s'y révèle de publier comme bons
des résultats qui ne datent que de quelques jours, au
plus quelques semaines

Un malade est opéré à l'hôpital, il guérit en général de l'opération, la réunion immédiate a été obtenue,
le résultat est séduisant. On l'admire, on le fait admi-

ror, on le fait photographier. — Mais que devient-il
ce même malade, plus tard ? Quels services l'organe
nouveau lui rend-il ? Cette lèvre, difficilement édifiée
reste-t-elle où l'on a eu tant de peine à la mettre ?
Ce lambeau déplacé ne revient-il pas à sa place ? On
peut, sans crainte, affirmer que c'est la règle. Et
comment en serait-il autrement ? Le lambeau prend
sans doute des adhérences sur le maxillaire et il s'y fixe:
résultat immédiat. Mais la plaie qui est au-dessous,
cette plaie dont la largeur est au moins aussi grande
que celle du lambeau, se cicatrise par ses bords : or,
un de ces bords n'est autre chose que le bord même
du lambeau. Cette cicatrice, très-grande, très-vaste
tout d'abord, tend à se rétrécir par le rapprochement
de ses bords. Insensiblemet elle diminue, insensible-
ment aussi elle tire à elle, quoiqu'on fasse le lambeau
qui la limite en avant, et, par cette attraction continuelle, permanente, irrésistible, elle triomphe de
tous les obstacles ; le lambeau descend, les dents, puis
les gencives sont à découvert, et bientôt le sillon
labio-gingival s'efface. Tel est le résultat définitif.

L'abaissement du lambeau, voilà la pierre d'achop-
pement de tous les procédés où il a été plus ou moins
disséqué sur le menton ou la partie supérieure
du cou.

Aussi avons-nous quelque peine à comprendre
qu'on ait pu songer à réhabiliter le procédé de Roux,
(de Saint-Maximin) (1). Combien en effet les condi-

(1) *Revue médicale*, 1828.

tions sont-elles moins bonnes ici que dans les procédés en pont? Prendre comme lambeau la peau du menton et celle de la région sus-hyoïdienne, détachée à coups de bistouri de ses adhérences profondes, élever, par tractions, cette peau jusqu'au niveau de la ligne dentaire inférieure, attendre, en tenant au malade la tête inclinée, que les adhérences au maxillaire soient suffisantes pour la maintenir en sa place normale, nous paraît absolument impossible. Certes, les conditions sont bien meilleures avec les ponts sus-hyoïdiens, puisque le lambeau cervical par le fait de l'incision inférieure a perdu ses connexions avec la peau du cou. Il n'a à lutter que contre la rétraction inodulaire et nullement contre les tiraillements incessants de ses attaches normales inférieures. — Dans un cas où M. Ollier employa le procédé de Roux, il fut tellement frappé de cette descente de la lèvre, lorsque le malade releva la tête, alors qu'il croyait les adhérences suffisantes, qu'il sectionna transversalement la peau à la partie inférieure du décollement, dans la région sus-hyoïdienne, réalisant ainsi en deux temps le procédé en pont.

Sans parler des conditions favorables à toutes les complications qui tiennent à la rétention du pus, conditions favorisées par la forme même du lambeau qui laisse entre lui et l'aponévrose cervicale un espace où s'accumuleront forcément les liquides buccaux et le sang épanché, et en supposant que la réunion se fasse sans accident, n'est-il pas évident que ce lambeau sera certainement tiraillé par ses attaches inférieures ; la

peau sans doute se prête à une certaine distension, en
raison de son élasticité ; mais cette élasticité même est
une condition défavorable, puisqu'elle lutte continuel-
lement contre la distension imposée au lambeau, et
tend, dès le premier moment à rapprocher son bord
libre de son bord adhérent. — Ce ne sont pas les
obstacles transitoires tels que le trapèze imaginé par
M. Létiévant, trapèze dont les deux cordes sont
fixées aux dents, qui l'empêcheront de redescendre.
M. Bernard (1), dans sa thèse, déjà citée, affirme que
chez tous les opérés cependant la lèvre nouvelle est
restée en place ; il insiste sur la beauté du résultat,
sur la physionomie aimable et gracieuse qui fait place
à l'aspect repoussant qui résulte de l'absence de la
lèvre. Nous avons quelque peine à le croire sur
parole, et cependant nous ne pouvons faire autrement ; il nous est impossible de considérer comme
des résultats acquis ceux qu'il présente dans ses trois
observations.

Dans le premier cas, le malade quitta l'hôpital
34 jours après son opération « *qui n'a pas laissé de
trace* » dit l'observation. — Dans le second, c'est
14 jours après que M. Bernard s'écrie : *Quantum
mutatus ab illo!* etc., etc. La photographie de son
opéré a été faite 10 jours après et le malade porte
encore le trapèze qui sert à maintenir la lèvre en
place. — La progression continue, et dans le troisième cas, c'est 9 jours seulement après que

(1) *Lyon*, 1881.

l'observation peut dire : « *guérison et succès complets.* »
En aucune façon, il ne nous convient de nier ce sourire continuel qu'on remarque chez les malades opérés par le procédé de M. Létiévant, — sourire sur lequel insiste M. Bernard. — Mais, à quelle grimace il doit faire place quelques mois plus tard, et si le sourire a persisté quelque part, nous ne pouvons résister à le placer sur les lèvres railleuses et dans la physionomie finement sceptique du chirurgien regretté, qui aurait bien aimé enregistrer comme définitif un aussi bon résultat.

Des considérations et des critiques qui précèdent, nous concluerons, pour les cas qui nous occupent, au rejet du procédé de Roux, même avec la modification de M. Létiévant. Ce que l'on sait de l'évolution physiologique des lambeaux déplacés nous en fait un devoir, et ce n'est pas ce que nous avons pu lire à ce sujet et constater qui nous permettrait de changer d'opinion.

Depuis 1862-63, M. Ollier, frappé des grands inconvénients des procédés Chopart et Roux, employait, dans les vastes pertes de substance, le pont sus-hyoïdien. Il eut l'occasion de revoir, longtemps après, quelques-uns de ses opérés et put constater que ce qu'il avait considéré, au départ des malades, comme bon résultat, laissait, quelques mois après, beaucoup à désirer ; la lèvre toujours redescendait et bien qu'il y eut loin de cet abaissement à la disparition totale des lèvres Chopart, etc., l'état était loin d'être satisfaisant ; et cependant il avait employé les moyens de fixation les plus divers, sutures, épingles, suspension du lambeau aux dents, par des fils métalliques, etc. C'est que, si tous ces moyens ont une réelle utilité pour favoriser l'adhésion immédiate de la peau au maxillaire et aux parties voisines, s'ils empêchent les déplacements pendant les premiers jours, une fois l'adhésion faite, leur rôle cesse. C'est alors qu'il faudrait un obstacle à la descente du lambeau, car à ce moment, la plaie sus-hyoïdienne est en pleine granulation, se cicatrice, se rétrécit ; c'est le moment de la descente du lambeau. Contre cette action de la cicatrice qui le violente et le tiraille impérieusement, il ne peut opposer que ses adhérences récentes ; elles ne suffisent pas et, des deux adversaires, le plus fort l'emporte ; la descente commence ; elle se continuera jusqu'au moment de la cicatrisation complète de la plaie sus-hyoïdienne et même après.

Devant ce spectacle décourageant d'une lutte inégale, M. Ollier pensa qu'un support organique seul était capable, sinon d'enrayer, du moins de neutraliser pour une bonne part, les fâcheux effets de cette attraction exercée par la cicatrice. C'est de cette idée, d'interposer, entre elle et la lèvre, un lambeau de peau saine, qu'est né son procédé, tel qu'il l'applique depuis 1871. Rappelons-le en peu de mots : il taille un vaste pont sus-hyoïdien, il dissèque le lambeau, largement nourri par ses extrémités adhérentes ; mais il a eu soin de ne pas lui donner comme bord supérieur le bord même de la perte de substance à combler. Il a laissé entre ce bord du lambeau et le bord de

la brèche un îlot de la peau du menton, de forme
aussi régulière que possible, normalement adhérent au
maxillaire, sur toute son étendue, formé de peau saine
et par-dessus lequel le pont vient se placer naturellement ; il a suturé le bord inférieur du pont au bord
supérieur de l'îlot mentonnier ; le bord supérieur du
pont sus-hyoïdien formera le bord libre de la lèvre.

Dans la thèse de M. Imbert, nous lisons que cette
idée d'un îlot d'arrêt a été émise par Nélaton, à pro-
pos de la restauration de l'aile du nez, et nous n'en
sommes nullement surpris ; pareille idée a pu venir à
tout observateur consciencieux qui a eu l'occasion de
revoir ses opérés plusieurs mois plus tard. Quoiqu'il
en soit, nous avons recherché dans Nélaton cette indication, sans succès ; il nous a été malheureusement
impossible de nous procurer la première édition de la
Médecine opératoire de Malgaigne, où, paraît-il, le fait
est signalé. Ce qui est certain, c'est que, ni dans les
éditions de cet ouvrage, depuis 1849, ni dans le mé-
moire de M. Denucé (1855, *Archives génér. de Médecine*),
ni dans l'ouvrage de Serre, ni dans les traités classi-
ques de médecine opératoire nous n'avons retrouvé
pareille indication. Il en a été de même dans le *Compendium* et dans les divers articles des dictionnaires, en
particulier dans les deux articles *Anaplastie* et *Autoplastie* de M. Verneuil.

Nous ferons enfin remarquer que cette idée d'une
base solide pour les lambeaux, d'un arrêt imposé à
leur descente, a préoccupé divers chirurgiens, entre
autres Teale, Trélat, Langenbeck, etc. ; seulement,

ils l'ont réalisée de différentes manières ; cette pièce indispensable à l'édification de la lèvre, *éperon de soutien* dans le procédé Langenbeck - Volkmann, devient l'*îlot mentonnier d'arrêt ou de soutien* avec le lambeau sus-hyoïdien que M. Ollier applique depuis 1862 ou 63.

Qu'arrive-t-il en pareil cas? La lèvre nouvelle contracte des adhérences avec le maxillaire, dans la portion dénudée de cet os ; elle adhère aux parties molles et surtout à l'îlot qui, fixe lui, et plus fixe que tout lambeau maintenu par des adhérences récentes, s'opposera à sa descente. Dans la région sus-hyoïdienne, la plaie se cicatrise excentriquement. Sans nul doute, la cicatrice agit aussi sur l'îlot mentonnier et tend à l'attirer en bas. Mais, combien mieux il devra résister à la traction qu'un lambeau déplacé dont la tendance personnelle, si nous osons ainsi dire, sera toujours de revenir à sa position primitive. Cet îlot est un intermédiaire puissant qui supporte l'effort de la cicatrice, au lieu que, sans lui, ce serait le lambeau, trop disposé lui-même à descendre, qui aurait à lutter. Et cet obstacle est permanent ; dès le premier jour, il agit et son action se continue indéfiniment ; il est difficile de dire s'il double ou s'il décuple la résistance qu'offrirait sans lui l'adhérence au maxillaire ; mais, ce qui est évident, c'est qu'il est une barrière solide, forte, résistante, et dont l'action ne se lasse jamais. Malgré tout, et quelle que soit sa fixité, peut-on dire, que la rétraction cicatricielle n'en triomphe pas ? Evidemment non : incessamment tiraillé par en bas, il subit bien lui-même un certain degré de descente, et il entraîne après lui la lèvre nouvelle. C'est un fait qui a été constaté plusieurs fois chez ses opérés par M. Ollier, quand il a pu les revoir quelques mois après leur sortie de l'hôpital. Sur l'un d'eux, nous avons observé nous-même, au moment du départ, un mois environ après l'opération (Obs. II), alors que la cicatrice sus-hyoïdienne n'était pas encore complète, une descente de près d'un centimètre de l'îlot ; d'antérieur, il était devenu presque inférieur. Quelle différence, cependant, entre cet abaissement léger, qui arrive au plus à découvrir le bord libre des dents inférieures et l'absence de lèvres presque aussi totale qu'avant l'opération !

En faveur du procédé de M. Ollier, il y a encore une dernière considération à faire valoir : c'est le peu de dégâts et l'excellence du résultat orthoplastique. Nous ne nous dissimulons guère qu'en présence d'indications graves, elle devrait passer au second rang. Et cependant il faut en tenir compte : les lambeaux géniaux, avec leurs sutures médianes, leurs incisions libératrices si souvent nécessaires, laissent après eux bien des cicatrices, et quoique le temps les efface en partie, quoique, le plus souvent, la barbe les dissimule, telles circonstances, peu rares, se rencontrent où semblable considération a bien sa valeur. —Ici, au contraire, la cicatrice sus-hyoïdienne, par sa position même, échappe aux regards, la peau du menton est la peau normale et se raccorde très bien,

au niveau du pli labio-mentonnier, avec la peau sus-
hyoïdienne. Les plis que subit le lambeau à ses deux
extrémités s'effacent et se régularisent, et si on a pu
fournir à la lèvre nouvelle une bordure muqueuse,
elle présente les plus grandes analogies avec la lèvre
normale.

Encore une fois, ces considérations sont d'ordre un
peu secondaire, mais nous avons cru néanmoins devoir
leur donner place ici. Dans la seconde partie de ce
travail, on trouvera, dans la description des différentes modifications que peut subir le procédé, la
réponse à ce reproche, qu'il ne s'applique pas à tous
les cas. Nous croyons avoir suffisamment insisté sur
ce fait que c'est un défaut commun à tous les procédés et avoir suffisamment indiqué à quelles restaurations il était applicable, pour n'y pas revenir.

2° LAMBEAU MUQUEUX

Jusqu'ici nous ne nous sommes occupé de la
restauration de la lèvre, qu'au point de vue de
la forme extérieure ; mais, pour qu'une lèvre
puisse être utile, il faut qu'elle soit recouverte
de muqueuse, ceci pour plusieurs raisons ; un lambeau présentant sa surface cruentée au maxillaire
et à la plaie mentonnière, a les plus grandes
chances de lui adhérer sur toute son étendue ; il per-
dra, de ce fait, sa mobilité ; à supposer que son bord

n'adhère pas, la surface cruentée libre, en se cicatri-
sant, renversera vers la bouche la peau extérieure ;
par le fait de la rétraction inodulaire, il se produira,
suivant l'expression de Bouisson (1), une espèce
d'*Entropion labial*, et cela, aux dépens de la hauteur
de l'organe, qui, ce mécanisme ajouté aux autres,
deviendra insuffisant.

Il est donc de toute nécessité, pour éviter pareil
accident, ou du moins, y parer le plus possible, de
recouvrir d'une muqueuse, la face postérieure de la
lèvre nouvelle, ou au moins son bord libre. Or, on ne
peut en aucune façon compter sur la muqueuse de la
lèvre inférieure ; dans les cancroïdes, et c'est là évidemment, que la cheilloplastie est pratiquée le plus
souvent, il est très rare qu'elle puisse être conservée,
et l'idé de Serre est très rarement applicable ; il faut
donc s'adresser aux parties voisines ; sur les gencives,
on ne peut pas la détacher, elle y est épaisse et non
extensible ; il n'y faut pas songer.

Restent les joues et la lèvre supérieure. Ici les
procédés sont nombreux, et c'est au tact du chirurgien
que revient de faire le choix.

Si, comme la chose s'est présentée dans un cas,
de M. Ollier, une des commissures n'est pas complètement envahie on peut facilement prendre un lambeau à base latérale, et commissurale sur la lèvre
supérieure ; toutefois, ce lambeau sera incomplète-

<hr>

(1) Art. Cheilloplastie diction. *Encycl. des Sciences médicales.*

ment tordu sur sa base et, si elle n'est pas suffisamment large, il pourra se gangrener.

Dans d'autres cas, c'est à la face interne des joues qu'il faudra s'adresser ; c'est là qu'on trouvera les lambeaux les plus larges. En raison de la mobilité et de l'épaisseur de la muqueuse qui les recouvre, on pourra tailler deux lambeaux quadrilatères dont l'extrémité libre sera profondément située sur la face interne des joues, dont la large base aboutira aux commissures, qui pourront être, sans grand tiraillement, ramenés à se réunir sur la ligne médiane, et cela, par torsion, et qui permettront de tapisser plus largement qu'on ne peut le faire avec des lambeaux pris ailleurs, la face postérieure de la lèvre nouvelle. C'est évidemment sur les joues que l'étoffe est la plus abondante, qu'on peut s'en procurer le plus, et que la qualité en est la meilleure.

Dans la thèse de M. Imbert on trouvera longuement et minutieusement décrits les procédés de la méthode de M. Tripier : rappelons que cette méthode, comprend la confection de lambeaux en forme de ponts, adhérents par conséquent par leur deux extrémités, et pour cela bien nourris. Mais faisons aussi remarquer que les lambeaux taillés de cette façon, sont peu larges et justes suffisants à donner une bordure muqueuse. Dans le travail de M. Imbert, sur trois observations, nous constatons deux insuccès : dans l'une le lambeau était si peu large qu'il se résorba en peu de temps ; dans la seconde il se gangréna. La troisième enfin, est insuffisante ; il s'agit d'un cancroïde du bord libre seulement, on trouva encore assez de muqueuse sur ce qui restait de la lèvre inférieure, pour y tailler un pont ; seize jours après le malade était guéri. Ce dernier cas, pas plus que les deux premiers, ne se rapporte nullement à ceux que nous avons en vue et ne permet pas de faire prévoir que le procédé de M. Tripier leur serait applicable.

Pour tapisser non seulement le bord libre, mais pour tapisser aussi la face postérieure de la lèvre, dans une étendue suffisante pour éviter son adhérence au maxillaire, nous ne croyons pas que les lambeaux en forme de pont puissent jamais avoir une largeur convenable. Les joues seules peuvent fournir assez d'étoffe. D'ailleurs, il n'y a en ceci aucune règle absolue, et le principe qui doit surtout guider le chirurgien, est le suivant : *Prendre la muqueuse où l'on en trouve en plus grande abondance, et où l'on peut en prendre le plus sans danger.*

DEUXIÈME PARTIE

PRATIQUE

SOMMAIRE. — Procédé type : tracé du lambeau. — Dissection, mobilisation et suture. — Pansement. — Alimentation de l'opéré. — Traitement de la plaie sus-hyoïdienne. — Greffes. — Modifications diverses suivant les cas. — Observations. — Conclsions.

Nous décrirons tout d'abord le procédé type, rous verrons ensuite les diverses modifications qu'il peut recevoir suivant les cas.

1° PROCÉDÉ TYPE. — On a enlevé par trois coups de bistouri, deux latéraux, plus ou moins obliques, un inférieur et transversal, au niveau de la saillie du menton, un cancroïde qui occupait toute l'épaisseur de la lèvre, peau et muqueuse, et qui, allant d'une commissure à l'autre, empiétait en dehors d'elles sur la peau des joues. Les commissures ont été légèrement entamées et fendues. Il y a une plaie trapézoïde, dont

3

le grand côté est fermé par le bord de la lèvre, et dont les angles inférieurs sont plus ou moins arrondis, la plaie descend jusqu'au niveau de la houppe du menton.

Tracé du lambeau. — On trace d'abord le lambeau. le sujet ayant la tête fortement renversée en arrière, de manière à faire saillir le larynx, on mesure d'abord la hauteur de la brèche à combler, puis reportant cette hauteur, augmentée d'un tiers, sur la face inférieure du menton, à la région sus-hyoïdienne, on marque ce point qui devient la limite inférieure du lambeau. Sa limite supérieure est formée par la houppe du menton, le bord du maxillaire. En effet, on trace, au-dessous de la peau saine qui recouvre le menton, une ligne courte à concavité inférieure, qui va rejoindre les parties latérales de la brèche ; de cette façon, on a circonscrit l'îlot mentonnier adhérent.

Sur les parties latérales, on porte une largeur égale à celle qu'on a déjà portée sur la ligne médiane, aux extrémités de la brèche et on réunit ces deux points latéraux au point médian, par une incision curviligne. De cette façon, on a une seconde incision parallèle à la première, et entre elles un lambeau à bases externes, auquel on a pu donner toute la hauteur nécessaire, puisqu'on peut descendre jusqu'au niveau de l'os hyoïde et même plus bas.

Il est bon que l'incision inférieure curviligne appartienne à une courbe de rayon plus grand, pour permettre une mobilisation plus facile, ou du moins que ses extrémités, se redressant légèrement, se prolongent un peu plus en dehors que l'incision supérieure.

Dissection du lambeau. — Le lambeau, bien cerné par les incisions qui comprennent la peau, la couche sous-cutanée, jusqu'à l'aponévrose cervicale, on le dissèque de bas en haut ou de haut en bas, suivant les facilités plus grandes qu'on y trouve, en commençant sur la ligne médiane. On prend le plus grand soin de détacher, en même temps que la peau, la couche cellulo-adipeuse, si elle n'est pas trop abondante, de façon à éviter le plus possible les chances de sphacèle. Néanmoins, chez les sujets à *double ou triple menton*, il est bon de ne pas laisser à la peau une doublure de graisse trop épaisse. La dissection devient un peu plus difficile quand on opère sur les parties latérales, vers les bases du lambeau ; c'est là surtout qu'elle doit être faite avec soin. Il est rare qu'on ait des ligatures importantes à faire ; le plus souvent, la simple exposition de la plaie à l'air suffit à produire l'hémostase. Si les extrémités du lambeau étaient trop externes, on pourrait, dans la dissection, blesser les faciales ; on en serait quitte pour les lier, mais ceci ne se présentera que dans des cas exceptionnels où justement la dimension de l'incision permettra de découvrir et de mettre facilement à jour l'artère à lier. Nous n'avons jamais eu l'occasion de voir faire cette ligature pendant cette opération.

Mobilisation et suture. — Le lambeau bien détaché, on l'élève à la place de la lèvre, en le faisant passer par-dessus l'îlot mentonnier ; celui-ci, qui reste fixe, se trouve exactement placé pour empêcher la descente de la lèvre nouvelle. Se préoccupera-t-on des plis qu'elle fait sur ses parties latérales ? En aucune façon. Quand la rétraction s'en sera emparée, les plis s'effaceront successivement. On se préoccupera davantage d'une tension exagérée qui pourrait se produire à la partie inférieure, et, au besoin, d'un coup de bistouri, on donnera un peu plus de jeu aux deux bases du lambeau. Il faut qu'il ne soit pas tiraillé, c'est la condition indispensable pour qu'il vive. Il est difficile de bien tracer, pour tous les cas, une indication générale ; tout varie suivant la forme de la figure, l'état plus ou moins atrophié du maxillaire, la proéminence de son bord inférieur, etc., etc.

Le lambeau, une fois en place, il s'agit de le fixer : pour cela, on commencera par placer un premier point de suture métallique médian, dont l'anse comprendra le bord inférieur du lambeau et le bord supérieur de l'îlot d'arrêt ; alternativement à droite et à gauche de ce premier point, à distance égale on en place un, deux ou plus, suivant les dimensions de l'îlot. La lèvre est donc fixée par son bord inférieur. Il suffit alors de un ou deux points de suture vers chaque commissure pour tenir le lambeau déplié et lui donner tout son développement en hauteur. Il ne faut pas craindre de rétrécir l'orifice buccal transversalement, en avivant au besoin la muqueuse de la lèvre supérieure au niveau des commissures. Par l'usage, l'organe prendra à coup sûr des dimensions suffisantes, et, pour les premiers jours, on trouvera toujours un moyen d'alimenter le malade. D'ailleurs, c'est plutôt l'excès contraire qu'on a à corriger. Soit que le néoplasme ait envahi les commissures, soit que pour se mettre largement à l'abri d'une récidive, on ait excisé à 5 ou 6ᵐᵐ en dehors de ses limites extrêmes, la brèche empiète presque toujours un peu sur la joue. Dans ce cas, sans aviver la lèvre supérieure, on suturera les deux extrémités du lambeau, à la partie excisée de la joue.

De cette façon, le lambeau, suspendu par les deux extrémités de son bord supérieur, soutenu d'autre part par l'îlot mentonnier auquel il est suturé, nullement tiraillé, bien nourri par ses deux extrémités, est dans les meilleures conditions de vie et de fixité. Il lui manque seulement une muqueuse. Nous ne nous attarderons nullement à décrire les moyens de se la procurer, nous renvoyons à ce que nous avons dit dans la première partie de ce travail.

Pansement. — Est-il besoin de dire que toute l'opération doit être faite suivant les règles d'une antisepsie rigoureuse ? On se trouve néanmoins désarmé dans une certaine mesure contre les liquides buccaux. Irons-nous jusqu'à recommander de coudre le pansement à la lèvre comme M. L. Tripier le propose ? Nous croyons qu'un tel moyen serait absolument illusoire, et de plus, nuisible. Illusoire, parce que, quel que soit le pansement, on n'empêchera pas la salive ni d'autres liquides de stagner dans le nouveau cul-de-sac gingivo-labial, d'imbiber le bord libre du pansement dans ce sillon et de s'infiltrer, fut-ce par capillarité, jusqu'à souiller complètement les pièces de gaze phéniquée ou iodoformée dont on aura recouvert le lambeau. Nuisible, parce que tout pansement ainsi appliqué sera toujours plus ou moins compressif et que toute compression doit être soigneusement évitée.

Il y a dans la pratique de l'antisepsie des exagérations qui répondent, dans l'esprit du chirurgien, à une nécessité théorique, mais dont l'utilité pratique est nulle ; ce contact des liquides buccaux est impossible à éviter : c'est un fait ; il faut tabler sur des faits ; par conséquent, mettons, par des lavages fréquents, le malade à l'abri des fâcheux effets de la stagnation et de la décomposition de ces liquides; mais ne nous endormons pas dans une sécurité trompeuse parce qu'elle est illusoire.

On appliquera donc extérieurement sur la plaie sus-hyoïdienne et sur la lèvre un pansement phéniqué et iodoformé en ayant soin de protéger, le plus possible, le bord libre de la lèvre. On n'appliquera pas directement l'iodoforme sur la plaie saignante sus-hyoïdienne, pour éviter l'absorption qui pourrait être nuisible ; mais on en saupoudrera plutôt le lambeau et les alentours de la plaie ainsi que le protective : on en mettra aussi entre les bandes phéniquées.

Un semblable pansement ne peut rester longtemps en place ; il est nécessaire, avons-nous dit, de faire de fréquents lavages dans la bouche et on ne peut le faire qu'au détriment du pansement, aussi doit-on le renouveler fréquemment ; impossible encore de dire au bout de combien de temps il faut en appliquer un nouveau. En ceci, chaque cas a ses indications.

Alimentation. — Il n'est pas indifférent de se préoccuper de cette question ; les malades, dans la majorité des cas, sont des gens âgés, plus ou moins débilités, quelquefois cachectiques et nous estimons qu'il est nécessaire, pour les mettre dans des conditions de résistance suffisante, de les alimenter aussi complètement que possible.

Il est, d'autre part, certain qu'après la cheiloplastie, supposant d'ailleurs les conditions locales et générales aussi bonnes que possible, les mouvements de mastication et de déglutition sont l'occasion de douleurs; et de plus l'alimentation ordinaire suppose le séjour des aliments liquides et solides dans la bouche, la souillure de la plaie : elle met cette dernière dans d'assez mauvaises conditions de réparation, il y a donc un double écueil à éviter ; la débilitation du malade par l'abstinence et les inconvénients du séjour des parcelles alimentaires dans le cul-de-sac labial.

Or, dès le premier jour, il est possible, en se servant d'un biberon à long col, de faire absorber à l'opéré des aliments liquides réconfortants, vin, bouillon,

lait, sucs de viande, des potages presque liquides, et cela sans que, avec des infirmiers et des aides
intelligents, ces substances fassent le moindre séjour
dans la bouche ; il en est de même le second et le
troisième jour et, de plus, les lavements alimentaires,
malgré les reproches dont ils sont passibles, viendront
encore en aide. Passés trois jours, les parties qui doivent être réunies par première intention le sont ;
celles qui doivent se cicatriser autrement, (partie cruentée de la lèvre inférieure non recouverte de muqueuse), sont en pleine période de granulation et par
conséquent moins exposées à l'absorption. Dès lors on
peut commencer à faire manger un peu le malade, en
faisant toutefois encore la part large aux substances
qui peuvent être ingurgitées au moyen du biberon.
Enfin on choisira, le plus possible, comme moment
du pansement celui qui suit le repas, de façon à enlever, par des lavages antiseptiques, les parcelles qui
pourraient rester encore dans les culs-de-sac.

En tout cas, il est indispensable, pour les premiers
jours, que le malade soit condamné à la mutité et à
l'immobilité aussi complètes que possible. Des mouvements intempestifs pourraient faire céder les fils à
suture et mettre la réunion en danger.

Comme dernière ressource enfin on aurait toujours
la sonde œsophagienne.

Traitement de la plaie sus-hyoïdienne. — De celle-ci
on ne se préoccupera qu'autant qu'elle marchera mal
et encore nous n'avons aucune indication spéciale à

formuler. Comprise dans le pansement antiseptique,
elle ne présente aucune condition particulière qui
puisse faire prévoir que la cicatrisation ne s'y fera pas
ou s'y fera mal. Cependant, dans le cas où elle serait
très large, où la cicatrice par conséquent serait trop
longue à se faire, on pourrait y aider, comme l'a fait
M. Ollier, dans un cas de pont sus-hyoïdien sans îlot
d'arrêt, par des greffes dermo-épidermiques, celles
que M. Ollier appelle *greffes autoplastiques*. Elles auront
le double avantage de hâter la cicatrisation et fourni-
ront à la plaie autant de centres d'épidermisation ; et
puis elles joueront en outre le rôle d'îlots d'arrêt,
s'opposant à la rétraction cicatricielle, dans une étendue de la plaie, égale à leurs dimensions.

2° MODIFICATIONS DIVERSES A APPORTER AU PRO-
CÉDÉ, SUIVANT QUELQUES CAS. — Nous l'avons dit déjà,
tous les cas sont loin de se ressembler. Nous avons
envisagé dans la description qui précède, ceux où la
brèche à combler est bien médiane et symétrique ; où
elle ne dépasse que peu les commissures, où la lèvre
supérieure n'est nullement envahie, où la peau du
menton est saine et peut fournir un îlot d'arrêt ; les
cas, en un mot, les plus favorables à un résultat
orthoplastique heureux. Mais, le principe du procédé
en pont une fois admis, il est facile de se rendre
compte qu'il est applicable dans nombre de cas un
peu différents. Nous ne voulons nullement le mettre
en concurrence avec tel ou tel autre, nous tenons

seulement à montrer qu'il est bon dans ces conditions diverses.

1° La brèche, au lieu d'être médiane, est surtout latérale, empiète incomplètement sur une moitié de la lèvre, occupe toute l'autre moitié, la commissure et la partie inférieure de la joue. — Rien ne sera facile comme de tailler en pont un vaste lambeau qui, au lieu d'être médian, sera reporté principalement du côté de la perte de substance. L'îlot, au lieu d'occuper la ligne médiane, sera situé sur un côté du maxillaire. On suturera le bord du lambeau à ce qui reste de lèvre d'une part; du côté opposé on le suturera à la plaie de la joue et on formera la commissure dans un point symétrique à celle du côté sain. — Ce lambeau, ainsi suspendu, mieux que tout autre, aura de grandes chances de rester à sa place;

2° La brèche, tout en occupant la totalité de la lèvre, peut avoir envahi une commissure et une partie de la lèvre supérieure. La partie à boucher est donc plus large d'un côté que de l'autre. Dans ce cas, on taillera le lambeau plus large aussi de ce côté, on le suturera à la plaie de la lèvre supérieure. Dans ces conditions, l'orifice buccal peut être extrêmement rétréci, et on peut se trouver dans l'impossibilité d'alimenter le malade; c'est alors que l'indication de la sonde œsophagienne peut se présenter. Quand le lambeau aura contracté des adhérences solides et définitives, on sera toujours à temps de le fendre et de rétablir les dimensions primitives de l'orifice buccal.

3° Dans le cas d'engorgements ganglionnaires, le décollement du lambeau laisse plus ou moins à découvert les régions sous-maxillaires ; on peut donc, sans qu'il soit besoin de recourir à des incisions nouvelles, extraire les masses néoplasiques secondaires : c'est une facilité plutôt qu'une gêne ;

4° Si la brèche est ancienne, si elle est la conséquence d'une gangrène de l'enfance, ou bien quand des cicatrices de voisinage ont amené l'insuffisance de la lèvre, des conditions toutes particulières peuvent se présenter : tissus impropres à une restauration, adhérences vicieuses, boursouflures du tissu inodulaire, etc., etc. Nous ferons remarquer qu'il est rare, dans ces cas, que la brèche soit trop considérable pour ne pouvoir pas être comblée par un des nombreux lambeaux géniaux, gingivaux-labiaux ou mentonniers.

Des opérations successives sont souvent nécessaires ; mais, en tout cas, il est absolument impossible, tant sont différentes les formes des lésions, de poser des principes fixes : les circonstances locales seules peuvent déterminer le chirurgien à adopter tel ou tel lambeau.

5° Il y a encore des circonstances, rares à la vérité, où le lambeau sus-hyoïdien seul permet de reformer les lèvres : lorsque le cancroïde a envahi la totalité de la lèvre inférieure, les commissures et toute la lèvre supérieure, ou lorsque, pour une autre cause, ces voiles membraneux manquent entièrement, il ne faut pas chercher sur les joues ou le menton une peau qui sera toujours insuffisante. Mais, au cou, un très vaste lambeau peut être taillé, puis remonté au devant des arcades dentaires. On le suture en haut, à la partie cruentée du nez, en bas à l'îlot, et on supprime la bouche. Cette suppression est temporaire, et pendant le temps que la réunion mettra à se faire, on nourrira le malade à la sonde œsophagienne introduite par les fosses nasales. Puis, quand la cicatrisation sera terminée, on fendra transversalement le lambeau à la place de la bouche, etc. En un mot on la rétablira de cette façon.

6° Il peut enfin se présenter des cas où, malgré les grandes dimensions du lambeau, on ne peut ni l'appliquer ni le fixer, l'obstacle venant du maxillaire inférieur qui proémine trop. C'est particulièrement dans les pertes de la lèvre par gangrène de l'enfance, que semblable difformité se présente ; l'os, pendant sa période de croissance, n'étant plus bridé en avant par la lèvre, prend, dans ce sens, un développement anormal. Du moins en était-il ainsi dans deux cas longuement rapportés par Ph.-J. Roux (1). En pareille occurrence, on n'a qu'une ressource, c'est de diminuer cette saillie osseuse, en réséquant, comme l'a fait aussi M. Ollier dans un cas, une petite partie du maxillaire dans le point le plus proéminent. Dès lors, l'obstacle disparu, le pont peut s'appliquer sans peine.

(1) *Quarante années de pratique chirurgicale*, t. I, 1854.

Comme on le voit, les applications du pont sus-hyoïdien avec îlot d'arrêt, sont bien plus nombreuses qu'on ne serait tenté de le croire tout d'abord ; et nous estimons, par l'exposé de quelques-unes des modifications que le procédé type peut subir, avoir démontré que, dans les grands délabrements, c'est une méthode très générale et, de plus, la seule qui autorise des tentatives thérapeutiques ayant pour elles les plus grandes chances de succès durable, puisqu'elles sont basées sur les données de l'anatomie et de la physiologie.

OBSERVATIONS

Les observations qui suivent sont loin de représenter la totalité des cas où M. le Professeur Ollier a appliqué son procédé ; malheureusement le plus grand nombre a été égaré. Celles que nous donnons, n'ont qu'accessoirement pour but de démontrer l'excellence du pont sus-hyoïdien avec îlot d'arrêt ; en effet, sauf la troisième, elles manquent toutes de l'épreuve du temps. A ce titre, si notre prétention était de les présenter comme des résultats définitifs, elle tomberait sous le coup des critiques que nous avons formulées dans le cours de ce travail. Leur valeur est autre ; elles tendent à faire connaître différents cas où le procédé est applicable, les modifications qu'il peut recevoir, quelques détails relatifs à la doublure muqueuse, etc. Ce sont déjà des raisons suffisantes pour qu'elles trouvent leur place dans ce travail.

Pour ce qui est du résultat éloigné, nous dirons seulement que M. Ollier a pu revoir, quelques mois et plus d'une année après, quelques unes de ses malades. Il a constaté toujours un certain degré d'abaissement de la lèvre et de l'îlot d'arrêt ; mais toujours, cependant, il a trouvé des lèvres suffisantes pour s'opposer à l'écoulement de la salive, et remplissant en un mot leur rôle physiologique ; des lèvres enfin tout autres que celles que l'on obtient par les procédés à tiroir, tablier, etc, les seuls cependant qui pourraient être comparés au pont sus-hyoïdien, pour le traitement des grandes pertes de substance.

Les deux photographies que nous donnons sont celles d'un malade dont l'observation n'a pas pu être retrouvée ; l'opération datait au moins de quatre ou cinq mois ; le malade avait quitté l'hôpital depuis long-temps, lorsqu'il revint pour faire constater le résultat d'une opération dont il était justement heureux. Nous les devons à l'obligeance de M. le professeur Ollier.

Observation I

Cancroïde de la lèvre inférieure. — Cheiloplastie ; pont sus-hyoïdien avec îlot d'arrêt. — Guérison.

Dominique Parise, âgé de 72 ans, entre le 29 mars 1874 à St-Sacerdos. Début du cancroïde, datant de 3 ans. Aujourd'hui, tumeur irrégulière, bourgeonnante, occupant toute la lèvre inférieure et empiétant sur le menton. Elle va, sur la muqueuse, jusqu'au repli gingivo-labial, et semble même avoir atteint la face antérieure du maxillaire. Ganglions sous-maxillaires engorgés.

2 avril 1874. — Ablation. — Chelloplastie par le procédé du pont sus-hyoïdien avec îlot d'arrêt.

Suites excessivement simples. — Le 1ᵉʳ mai, quand le malade quitte l'hôpital, on constate un très bon résultat opératoire. La plaie sus-hyoïdienne est presque entièrement cicatrisée ; le menton n'offre rien d'irrégulier, la lèvre nouvelle remplit très exactement ses fonctions.

Observation II

Epithelioma récidivé de la lèvre inférieure. — Ablation. — Chelloplastie : pont sus-hyoïdien avec îlot d'arrêt. — Guérison.

Jean Buisson, 63 ans, entre le 8 novembre 1880, à la salle St-Sacerdos. Début de l'affection datant de 5 ans. Deux ans et demi après, il est opéré par M. Létiévant (excision en V) ; il n'y avait pas de ganglions. Il quitte l'hôpital douze jours après ; il garda, dit-il, une petite induration qui jamais n'a disparu et qui, depuis deux mois et demi, a grossi rapidement. Actuellement, le menton et la lèvre présentent plusieurs cicatrices ; la bouche est petite, mais encore suffisante ; on avait fait sur les joues des incisions libératrices dont les cicatrices sont bien visibles. La tumeur occupe le côté droit de la lèvre ; elle dépasse très largement la ligne médiane, mais ne va pas cependant jusqu'à la commissure gauche. Elle a une hauteur de 25 millimètres au moins. — Un ganglion dans la région sous-maxillaire gauche. — Bonne santé générale.

Le 19 novembre, M. Ollier opère ce malade par son procédé ; le pont sus-hyoïdien est fixé à l'îlot de soutien ; de plus, on le fixe, par deux points, à la commissure droite. Comme muqueuse, on détache sur la commissure gauche et les trois quarts de la lèvre supérieure, un lambeau aussi large que possible ; il se termine en pointe. Tordu sur sa base, il est retourné sur la lèvre inférieure et fixé par des points de suture. Son extrémité pointue arrive presque jusqu'à la commissure droite. Pansement phéniqué.

Dès le 20 novembre, on s'aperçoit que l'extrémité pointue du lambeau muqueux se gangrène, mais dans une étendue de 1 centimètre seulement. A part ceci, les suites sont très simples; la plaie sus-hyoïdienne est bien plus longue à se cicatriser que la lèvre ne l'a été à se souder. Le 5 décembre, le malade demande sa sortie. — Le 8, quand il part, la plaie sus-hyoïdienne est aux trois quarts fermée. L'îlot de soutien *est descendu d'environ 1 centimètre*. Malgré cela, la lèvre est bien suffisante pour obturer l'ouverture buccale. Le malade ne perd pas sa salive; il parle et mange sans aucune difficulté.

Observation III

Cancroïde de la lèvre inférieure. — Cheiloplastie : pont sus-hyoïdien avec îlot de soutien.— Guérison. — Etat plusieurs mois après.

Rosalie Bruyant, 73 ans, de Château-Vilain, près Bourgoin, entre le 15 juin 1882 à la clinique; elle porte depuis 18 mois un épithéliome bourgeonnant et ulcéré. L'ulcération, commençant à la commissure gauche, aboutit un peu au-delà de la ligne médiane de la lèvre inférieure; mais la tumeur, mal limitée, a envahi la presque totalité de la lèvre. Les ganglions sous-maxillaires sont engorgés des deux côtés.

Le 18 juin 1882, on enlève la tumeur, et pour ne laisser aucun tissu suspect, on est obligé d'exciser la totalité de la lèvre, de façon à dépasser largement les limites du mal; on doit même fendre la commissure droite. On restaure cette vaste perte de substance par le procédé du pont sus-hyoïdien; l'opération d'ailleurs ne présente rien de particulier. L'extirpation des ganglions sous-maxillaires est facilitée par la plaie sus-hyoïdienne.

Les suites sont très simples, et le 30 juin, la malade quitte le service ; le lambeau est bien à sa place et le résultat opératoire est aussi satisfaisant que possible.

Cette femme a été revue environ un an après par M. le docteur Polosson, chirurgien de l'hôpital de Bourgoin ; le résultat s'était maintenu et la lèvre rendait tous les services qu'on peut lui demander.

OBSERVATION IV

Cancroïde de la lèvre inférieure ; invasion de la partie moyenne du maxillaire. — Rugination de cet os. — Cheiloplastie par le procédé de M. Ollier. — Guérison.

Chalot, 46 ans, entre le 19 octobre 1884 à la Clinique ; il porte depuis trois ans un épithéliôme de la lèvre inférieure. Marche lente au début, accélérée par des cautérisations faites par un empirique, il y a un an environ. Actuellement la tumeur, qui avait débuté sur la ligne médiane, occupe tout le bord de la lèvre, d'une commissure à l'autre ; elle est bourgeonnante, elle a envahi toute l'épaisseur de la lèvre, le sillon gingival et la muqueuse qui recouvre le maxillaire sur la ligne médiane. Insuffisance de la lèvre, écoulement continuel de salive. Néanmoins l'état général est bon ; il n'y a pas de ganglion sous-maxillaire engorgé.

6 novembre 1884. — Le malade endormi et la lèvre enlevée, M. Ollier applique le procédé du pont sus-hyoïdien, avec îlot d'arrêt. Cet îlot a environ 28 à 30 ^{mm}. de hauteur à la partie moyenne ; il est long de 45 à 50 ^{mm}. L'opération a été très simple ; le lambeau sus-hyoïdien s'applique bien. Pour doublure muqueuse, on a pris deux lambeaux latéraux sur la face interne des joues ; bases au niveau des commissures. On retourne ces deux lambeaux qu'on n'a pas eu grande peine à disséquer, et on les suture l'un à l'autre sur la ligne médiane ; de plus ils sont fixés par quelques points de fil métallique fin, sur la lèvre nouvelle, qu'ils bordent sur son bord libre et tapissent à sa face interne.

La plaie sus-hyoïdienne est pansée antiseptiquement avec la gaze phéniquée et l'idioforme. Le pansement recouvre aussi le lambeau labial, mais on ne cherche pas à le protéger à sa face interne.

Pendant les premiers jours, le malade est nourri avec des aliments liquides qu'on lui fait prendre au biberon. Les suites opératoires sont simples ; cependant le lambeau de muqueuse pris sur la joue gauche, s'est sphacélé en partie ; le droit s'est conservé bien intact. Les fils à suture sont enlevés au sixième ou septième jour.

Le 19 novembre, on peut constater une lèvre inférieure encore, un peu boursouflée ; elle est bien suffisante pour s'opposer à l'écoulement de la salive, etc., etc.

Quelques jours après, le malade quitte l'hôpital en bon état.

CONCLUSIONS

Arrivé à la fin de ce travail, nous croyons devoir
résumer en quelques lignes les conclusions que nous
suggèrent légitimement les critiques qui y sont faites
des divers procédés de cheiloplastie totale. Rappelons
encore une fois, que nous n'avons eu en vue que les
restaurations des grandes pertes de substance ; que,
par conséquent, nous n'émettons aucune appréciation
qui se puisse rapporter aux restaurations partielles ;
que, dans ce cas, le plus grand nombre des procédés
trouve son application ; que tout varie alors suivant les
conditions locales de la brèche, forme, direction, etc.,
suivant aussi l'état de la peau des parties voisines,
et, qu'en tout cas, il ne nous convient nullement
de prendre parti pour tel ou tel procédé. Mais disons
aussi que le pont sus-hyoïdien avec flot d'arrêt,
s'applique encore dans les cas de pertes de substance
limitées. Si le résultat immédiat est moins flatteur à

l'œil, il faut se rappeler qu'en autoplastie on doit attendre beaucoup du temps ; si, d'un côté, il décèle les défauts de certains résultats bons, quelques jours après l'opération seulement, il permet, d'autre part, à certaines imperfections de disparaître ; il régularise l'organe, surtout quand son fonctionnement l'accommode pour ainsi dire au rôle qui lui est attribué.

Ces réserves et ces remarques faites, nous concluons :

1° Dans les grandes pertes de substance de la lèvre inférieure, il faut, pour restaurer la lèvre et obtenir un résultat orthoplastique et fonctionnel satisfaisant :

a. Un vaste lambeau bien nourri, formé de peau saine, présentant toutes les conditions de nutrition propres à assurer sa vitalité.

b. Une doublure muqueuse.

2° La région sus-hyoïdienne seule permet de trouver un lambeau cutané qui présente les conditions requises. En effet, les lambeaux pris sur la lèvre supérieure sont insuffisants ; il en est de même de ceux qu'on prend sur les joues et des lambeaux cervicaux à base externe.

Le lambeau en forme de pont est le seul qui puisse être taillé assez largement pour combler certains vides ; le seul qui, nourri par ses deux extrémités, soit dans des conditions de vitalité convenables.

3° La tendance continuelle de tous les lambeaux pris au cou étant de descendre à leur situation première, il est de toute nécessité de trouver le moyen de fixer la lèvre nouvelle : les sutures, les moyens transitoires, sont absolument insuffisants.

Il faut un support organique, normalement fixe ; il est fourni par l'îlot mentonnier de soutien.

4° Le pont sus-hyoïdien est le seul procédé qui permette de boucher certaines brèches ; même sans îlot d'arrêt, il vaut mieux que les autres ; mais, pour être complet, pour fournir tout ce qu'on en peut tirer, il faut que le lambeau soit soutenu par l'îlot mentonnier ; même dans ces conditions, la lèvre descend toujours un peu ; mais elle reste suffisante, et sa rétraction n'est nullement comparable à celle qui attend, au bout de quelques mois, les lèvres nouvelles faites suivant les procédés de Chopart, Roux, Létiévant, etc.

5° La doublure muqueuse doit être prise où on la trouve, sur la lèvre supérieure ou sur les joues : c'est sur ces dernières qu'on peut détacher les plus vastes lambeaux.

—(FIN)—

Lyon. — Impr. Bellon, 33, rue de la République,

www.ingramcontent.com/pod-product-compliance
Ingram Content Group UK Ltd.
Pitfield, Milton Keynes, MK11 3LW, UK
UKHW021122140726
13695UKWH00004B/1660